AF305489

ÉTUDES
SUR LES FÉCULES

LES PLUS USITÉES

ET

moyen de reconnaître leurs différentes altérations

A L'AIDE DU MICROSCOPE

PAR LE DOCTEUR SAUGERRES

MÉDECIN MAJOR DU 5ᵉ DE LIGNE

LAURÉAT DE LA SOCIÉTÉ LINNÉENNE DE BORDEAUX

MEMBRE DES SOCIÉTÉS DE MÉDECINE ET CHIRURGIE PRATIQUES DE MONTPELLIER

DES SCIENCES, BELLES LETTRES ET ARTS DE TOULON

D'AGRICULTURE DE SAINT-OMER, ETC.

SE VEND

CHEZ M. HOËL, OPTICIEN A LILLE

rue Esquermoise, 61.

1858

ÉTUDES SUR LES FÉCULES

ÉTUDES
SUR LES FÉCULES

LES PLUS USITÉES

ET

moyen de reconnaître leurs différentes altérations

A L'AIDE DU MICROSCOPE

PAR LE DOCTEUR SAUGERRES

MÉDECIN MAJOR DU 5ᵉ DE LIGNE

LAURÉAT DE LA SOCIÉTÉ LINNÉENNE DE BORDEAUX
MEMBRE DES SOCIÉTÉS DE MÉDECINE ET CHIRURGIE PRATIQUES DE MONTPELLIER
DES SCIENCES, BELLES LETTRES ET ARTS DE TOULON
D'AGRICULTURE DE SAINT-OMER, ETC.

SE VEND

CHEZ M. HOËL, OPTICIEN A LILLE

rue Esquermoise, 61.

1858-
1857

PRÉFACE

Quoique affectant un caractère particulier propre à chaque famille ou espèce , l'étude des fécules néanmoins offre beaucoup de difficultés à surmonter. Il n'est pas facile , par écrit , de déterminer leur forme d'une manière tout-à-fait rigoureuse; arriverait-on même à les décrire très-minutieusement, qu'on ne serait pas toujours bien compris. Ce n'est qu'au moyen de planches bien détaillées, qu'on peut arriver à un bon résultat.

Le microscope est absolument de rigueur dans cette circonstance. Au début, j'avais employé celui de Chevalier , mais le pouvoir amplifiant de cet instrument était loin de me donner des caractères suffisants. J'ai dû me procurer des lentilles d'une puissance telle, qu'il me fût possible de voir , dans tous leurs détails, les fécules dont les dimensions étaient les plus petites, telles que celles du cacao, du sarrazin , du riz , etc.

Je me suis adressé à M. Hoël, opticien à Lille , qui m'a satisfait au-delà de mes espérances. Le grossissement qu'il m'a fait obtenir est de *quatorze cent fois en diamètre.*

Avec ce grossissement, non-seulement on parvient à reconnaître la falsification des fécules , mais encore leur altération par l'humidité ou par toute autre cause. Les quantités de son ou de matière étrangère qui peuvent y être ajoutées dans le but d'obtenir un plus grand bénéfice , sont tellement apparentes , qu'il est impossible de ne pas les découvrir.

Dans l'étude que j'ai faite relativement aux dimensions des fécules, en indiquant le plus ou moins grand diamètre, je me suis attaché non à mesurer celles qui étaient le plus ou le moins développées, mais j'ai pris une moyenne en me basant sur les grains qui sont les plus nombreux dans l'une ou l'autre catégorie. J'ai adopté pour mesure générale le millième de millimètre.

Ainsi, par exemple : 0 , 012 représentera douze millièmes de millimètre.

Comme je l'indique plus loin, après les différentes manipulations, torréfactions ou manutentions , les utricules renfermant les grains de fécule se reconnaissent parfaitement sous le microscope , mais *ils sont vides en général.*

Dans les céréales, après la cuisson du pain, ils s'étendent, s'applatissent, sans changer de forme, perdent quelquefois une partie de leurs caractères et paraissent plus grands. Dans le cacao et le café, ils restent tels qu'ils étaient primitivement. Dans la chicorée torréfiée, ils disparaissent d'une manière à peu près complète. Du reste, la présence ou la disparition de la fécule dans cette racine est tout-à-fait indifférente ; il est très-facile de la reconnaître même si elle a servi à falsifier le café. Pour cela, il s'agit uniquement de verser quelques pincées du mélange dans un vase quelconque rempli d'eau. Le café surnagera sans donner de coloration bien prononcée au liquide, tandis que la chicorée se précipitera de suite au fond en colorant presque immédiatement en brun foncé l'eau dans laquelle elle se trouvera immergée.

Dans les dessins, j'ai reproduit selon la grandeur réelle offerte par le microscope, les plus petites espèces, et réduit celles dont les dimensions étaient très-volumineuses, et qui eussent, représentées telles qu'elles se montraient, inutilement rempli un espace immense.

J'ai préféré mettre les planches isolément, avec les figures groupées de manière à ce que, d'un coup-d'œil, il fût facile de découvrir les différentes nuances qui caractérisent chaque espèce. En les intercallant dans le texte, les recherches eussent été plus longues et plus difficiles, surtout pour celui qui n'est pas au courant de ce genre d'études.

En publiant ce petit opuscule, j'ai tenu à ne pas faire un ouvrage *in extenso*, mais, au contraire, à mettre à la portée de tous et en peu de mots, non-seulement le moyen de reconnaître, avec facilité et rapidement, les fréquentes altérations qu'on fait subir aux fécules afin de gagner davantage, mais encore les différents caractères propres à les distinguer les unes des autres.

La fécule proprement dite est en général sphérique ou elliptique, et d'une ténuité telle qu'on ne peut que très-rarement la découvrir. Du reste, elle est tellement soluble dans l'eau, qu'elle disparaît presque complètement sur le porte-objet humide, à bien plus forte raison quand elle a été soumise à une manutention quelconque.

Il ne s'agira donc, dans ce travail, que de l'utricule qui la renferme, et qui possède seule des caractères particuliers qui seront énumérés plus tard. Le mot *grains de fécule*, consacré par l'usage, sera quelquefois employé, mais indiquera toujours l'enveloppe spéciale.

Enfin, les fécules seront classées par familles et rangées selon la méthode de de Candolle.

DES FÉCULES EN GÉNÉRAL

La fécule porte également le nom de fécule amylacée et d'amidon. Elle se rencontre dans presque toutes les parties des végétaux, mais seulement dans les organes parfaits. On ne la découvre jamais dans ceux qui sont à l'état rudimentaire ou exposés directement aux rayons du soleil.

Elle est d'autant plus apparente et d'un développement plus considérable, que l'on se rapproche davantage du centre de la plante sur laquelle on l'observe. Ce caractère est principalement sensible dans les différents tubercules des orchidées, de la pomme de terre, dans les rhizômes des cannes, des iris, etc.

Outre ces différents lieux d'élection de la fécule, que je viens d'indiquer, il en est beaucoup d'autres où elle se trouve très-abondante. Ainsi, les cotylédons des légumineuses, le périsperme des graminées et la moelle de plusieurs palmiers sont remarquables sous ce rapport. La base des pétioles de certaines Cycadées, les bulbes de diverses Liliacées, les tiges des cactus, le pollen de quelques Naïades décèlent également sa présence.

La fécule se trouve renfermée dans des utricules qui l'enveloppent de toute part. Au début ces utricules, peu consistantes, affectent la forme d'un sphéroide ; elles sont alors complètement transparentes. Plus tard, ayant pris de l'extension, elles se solidifient, se colorent sur les bords et prennent vers cette partie une teinte plus ou moins foncée, suivant la plante à laquelle elles appartiennent. Enfin, arrivées à leur entier développement, elles se présentent avec des caractères particuliers propres à chaque espèce, et qui sont le résultat de la compression qu'elles exercent mutuellement les unes sur les autres d'une façon plus ou moins régulière.

Dans le même végétal, la fécule, ou pour mieux dire les utricules qui la renferment, ne présente pas le même aspect sur les différentes parties de la même plante. Dans le *Chara hispida*, par exemple, les graines utriculaires diffèrent selon qu'on les examine dans la semence ou qu'on les observe dans les articulations de la tige. Mais ils sont d'une identité parfaite quand ils proviennent d'une même partie.

Dans les végétaux où les cloisons sont peu résistantes et chez ceux où la fécule est peu abondante, les utricules sont en général sphériques ou elliptiques.

Quand les utricules sont gonflées par la fécule, elles sont lisses et présentent dans certaines des zones concentriques, comme on le remarque, par exemple, dans la pomme de terre; elles se dessèchent, se rident, puis se fendent lorsque la fécule s'est échappée de leur enveloppe.

Si l'on examine les utricules grandes et bien développées, on aperçoit un petit orifice d'où partent une multitude de zones résultant, comme je l'ai dit plus haut, du développement progressif de la membrane. Cette ouverture porte le nom de hile. C'est par là que passent les différents sucs qui doivent alimenter la fécule.

Pendant la germination, les utricules se vident pour donner issue à la fécule, mais leur tissu ne change pas de forme; il reste identiquement le même. Plus tard on aperçoit dans leur intérieur des petites granulations renfermées dans des vésicules cloisonnées dans tous les sens et possédant tous les caractères chimiques de la fécule dont elles prennent la véritable forme dès que la germination s'est complètement opérée; elles renouvellent celle qui avait été nécessaire pour l'alimentation de la plante, qu'elles doivent à leur tour nourrir plus tard.

Dans les semences, la fécule disparaît complètement quand le végétal est développé. Les cotylédons qui la renfermaient, devenant inutiles, se dessèchent et tombent.

L'utricule est insoluble dans l'eau; ce n'est que la substance qu'elle renferme, la véritable fécule, en un mot, qui soit susceptible de se dissoudre dans ce liquide et être réellement colorée par l'eau iodée.

La fécule se compose de carbone, d'oxigène, d'hydrogène et de plus de la moitié environ de son poids d'eau. Elle se colore en bleu par une solution aqueuse d'iode. Par différents procédés chimiques elle se decompose en deux parties : l'une, la dextrine, ayant beaucoup d'analogie avec la gomme; l'autre, la glucose, qui se rapproche du sucre par ses caractères.

La chimie ne peut que déceler la présence de la fécule, sans toutefois assigner à quel végétal elle appartient. Le microscope seul peut éclairer à ce sujet.

Les fécules peuvent être rangées en trois catégories : les alimentaires, les vénéneuses et les inertes.

Parmi les fécules alimentaires se rangent naturellement celles qui sont fournies par le périsperme des céréales, les cotylédons des légumineuses, la moelle de certains palmiers, les tubercules de la pomme de terre, de plusieurs orchis, etc.

Celles qu'on peut considérer comme vénéneuses, appartiennent à différentes racines ou semences, la *Bryone*, le *Croton-Tyglion*, etc.

Enfin les inertes se rencontrent dans les semences, les racines ou les tiges de la plupart des végétaux. Je me bornerai à citer les genres *Naïas* et *Chara*.

Pour étudier les fécules avec succès, il faut être muni d'un microscope très-amplifiant; sans cela les recherches seraient tout à fait incomplètes. Il existe des grains de fécule tellement petits, que leur caractère essentiel échapperait à l'observateur qui ne pourrait les signaler d'une manière positive. Outre les fortes lentilles de l'instrument, l'oculaire doit être muni dans son intérieur d'un micromètre, afin de pouvoir signaler rigoureusement le diamètre des fécules qui sert souvent à diagnostiquer les espèces qui ont quelque affinité quant à leur forme. Par ces différents moyens on parviendra à un résultat certain.

Peut-on déterminer à quelle plante appartient la fécule soumise à l'observation? A quelques rares exceptions près, on peut répondre par l'affirmative.

En effet, chaque grain de fécule affecte un caractère particulier, suivant la famille à laquelle il appartient. Dans les Crucifères il est toujours sphérique; dans les Ombellifères, sphérique et elliptique; dans les Légumineuses, sphérique, elliptique et ovoïde; dans les Graminées, sphérique, elliptique et polygonal. Enfin dans les plantes oléagineuses, l'utricule sphérique ou elliptique se montre presque toujours couverte de petits tubercules; cette particularité se remarque surtout dans le lin, le ricin et le *Croton-Tyglion*.

Voilà pour les caractères généraux : quant aux détails principaux, ils seront exposés en traitant des différents végétaux en particulier.

Il reste actuellement à faire savoir si les fécules qui ont été manipulées par un procédé quelconque peuvent être reconnues? De prime abord, on croirait la chose impossible; il n'en est cependant pas ainsi. En effet, dans le pain, quelque bien travaillé qu'il soit, il échappe toujours quelques utricules, je dirai même un assez grand nombre, qui suffiront pour faire connaître si la farine qui a été employée pour le confectionner est identiquement de même nature.

La torréfaction elle-même n'empêche pas de reconnaître les différentes altérations. Dans le chocolat bien travaillé, les grains de fécule de cacao se reconnaissent parfaitement. Il en est de même de ceux qui lui sont étrangers et qui lui ont été ajoutés dans un but d'intérêt quelconque.

Le café brûlé, après avoir été moulu, n'échappe pas davantage à l'observation, que les traces de chicorée qui lui ont été ajoutées afin d'obtenir un plus grand bénéfice.

Le microscope peut donc faire connaître d'une manière positive toutes les fraudes, quelque légères qu'elles soient, introduites par le commerce.

DES FÉCULES EN PARTICULIER

PLANCHE I

Famille des Byttnériacées

N° 1. Semences de Cacao. Theobroma Cacao.

Les grains de fécule des différentes espèces de cacao affectent tous la même forme. Ils sont fort petits, sphériques, elliptiques ou ovoïdes. Quelques uns se soudent deux à deux et représentent un 8 de chiffre. D'autres fois ils se réunissent au nombre de trois. Le hile est presque toujours apparent.

DIMENSIONS {
Grand diamètre 0,008.
Petit diamètre 0,003.

Famille des Hippocastanées

N° 2. Semences du Marronier d'Inde. Æsculus Hippocastanum.

Le hile est en général très visible. L'aspect des grains de fécule est assez variable. Ils sont ovales, elliptiques, quelquefois lozangiques. D'autres fois, par suite de la rupture de leur enveloppe, ils affectent la forme d'un dé à coudre. La membrane est ordinairement plissée aux environs du hile.

DIMENSIONS [Grand diamètre 0,013 à 0,021.
Petit diamètre 0,008 à 0,011.

Famille des Légumineuses

N° 3.   Semences de Pois verts.   Pisum sativum.

Les grains de fécule sont assez irréguliers quant à leur forme. Ils sont en général arrondis, elliptiques, ovoïdes. Ils sont aussi deltoïdes à angles arrondis et munis quelquefois de rides peu nombreuses et superficielles. Les grains sont soudés deux à deux, mais très rarement.

DIMENSIONS [Grand diamètre 0,036 à 0,043.
Petit diamètre 0,002 à 0,035.

N° 4.   Semences de Pois chiche.   Cicer arietinum.

Les caractères de cette fécule ont beaucoup de rapport avec la précédente. Cependant on ne rencontre jamais les grains soudés ensemble. Ils sont plus petits, et les rides qu'on remarque à leur surface sont en général plus profondes.

DIMENSIONS [Grand diamètre 0,021 à 0,035.
Petit diamètre 0,011 à 0,020.

N° 5. Semences de Haricots. **Phaseolus vulgaris.**

Ordinairement très-grands , les grains sont rarement
sphériques. Ils sont en général ovoïdes ou elliptiques ,
fortement ridés , et se déchirent facilement.

$$\text{DIMENSIONS} \begin{cases} \text{Grand diamètre 0,040.} \\ \text{Petit diamètre 0,025.} \end{cases}$$

N° 6. Semences de Vesces. **Vicia sativa.**

Les grains ressemblent beaucoup à ceux des pois
verts , mais ils sont en général plus grands.

$$\text{DIMENSIONS} \begin{cases} \text{Grand diamètre 0,036 à 0,045.} \\ \text{Petit diamètre 0,016 à 0,023.} \end{cases}$$

N° 7. Semences de Fèves. **Vicia faba.**

Même caractère que le précédent , à peu près de la
même dimension. Les rides , plus nombreuses et plus
superficielles , affectent un type particulier qui leur est
propre.

$$\text{DIMENSIONS} \begin{cases} \text{Grand diamètre 0,030 à 0,043.} \\ \text{Petit diamètre 0,018 à 0,026.} \end{cases}$$

N° 8. Semences de Féverolle. **Vicia faba minor.**

Même forme que ceux que nous venons de décrire.
On rencontre parfois des grains soudés deux à deux.
Les rides sont moins nombreuses que celles de la fève ,
mais elles sont plus profondes.

$$\text{DIMENSIONS} \begin{cases} \text{Grand diamètre 0,041 à 0,050.} \\ \text{Petit diamètre 0,016 à 0,026.} \end{cases}$$

Famille des Rubiacées.

N° 10. Semences de Café. Coffea arabica.

Les grains sont presque tous sphériques, rarement elliptiques. Ils sont en général fort petits. Le hile est très-apparent.

$$\text{DIMENSIONS} \left[\begin{array}{l} \text{Grand diamètre} \\ \text{Petit diamètre} \end{array} \right] 0,003 \text{ à } 0,016.$$

Famille des Synanthérées.

N° 11. Racines de Chicorée. Cichorium intybus.

Fort rares et disparaissant presque entièrement par la torréfaction, les grains sont très-grands, rarement sphériques, ordinairement ovoïdes ou elliptiques, quelquefois triangulaires à angles arrondis. Ils sont parfois cloisonnés ou ridés en forme de croix.

$$\text{DIMENSIONS} \left[\begin{array}{l} \text{Grand diamètre } 0,016. \\ \text{Petit diamètre } 0,006. \end{array} \right.$$

PLANCHE II

Famille des Solanées.

N° 12. Tubercules de Pomme de terre. Solanum tuberosum.

Les grains sont très‑grands et bien caractérisés par des zones concentriques partant du hile et s'élargissant à mesure qu'elles s'en éloignent. Les grains sont elliptiques, sphériques, ovoïdes ou triangulaires, quelquefois soudés entre eux.

DIMENSIONS
- Grand diamètre 0,046 à 0,075.
- Petit diamètre 0,018 à 0,033.

Famille des Polygonées.

N° 13. Semences de Sarrazin. Polygonum fagopyrum.

Les grains sont très‑petits, de forme assez irrégulière, en général polygonaux, rarement sphériques, quelquefois ovoïdes. Le hile est le plus souvent très‑visible, parfois légèrement étoilé.

DIMENSIONS
- Grand diamètre 0,010.
- Petit diamètre 0,006.

Famille des Euphorbiacées.

N° 14. Tapioka. Racines de Janipha manihot.

Les grains sont assez variés quant à leur forme. Ils sont sphériques, elliptiques ou cordiformes, le plus souvent campaniformes (en forme de cloche). Le hile est très-grand, et entouré de cercles concentriques qui quelquefois rayonnent d'une façon symétrique mais ne présentent pas toujours la même disposition. Les grains se trouvent parfois réunis ensemble.

DIMENSIONS $\left\{\begin{array}{l}\text{Grand diamètre 0,023 à 0,046.}\\ \text{Petit diamètre 0,013 à 0,016.}\end{array}\right.$

Famille des Amentacées.

N° 15. Chataignes. Fruit du Castanea vesca.

Les grains sont sphériques, ovoïdes, cordiformes ou elliptiques. Quand ils affectent cette dernière forme, ils sont souvent comprimés vers leur milieu. Le hile se montre quelquefois, mais en général il est peu apparent. Les grains sont rarement ridés.

DIMENSIONS $\left\{\begin{array}{l}\text{Grand diamètre 0,016 à 0,030.}\\ \text{Petit diamètre 0,008 à 0,013.}\end{array}\right.$

N° 16. Glands de Chêne. Fruits du Quercus robur.

Les grains sont elliptiques, trapézoïdes, cordiformes ou ovoïdes; dans ce cas, la partie la plus tenue est toujours déjetée à droite ou à gauche. Le hile est rarement visible, et les rides peu nombreuses et superficielles.

DIMENSIONS [Grand diamètre 0,018 à 0,030.
Petit diamètre 0,008 à 0,013.

Famille des Orchidées.

N° 17. Salep. Tubercules des Orchis morio, mascula, &.

Les grains sont assez petits, ils sont sphériques, ovoïdes, cordiformes ou elliptiques. Le hile est très-visible; il est quelquefois rayonné. Souvent, sur le même grain, on rencontre deux hiles soudés ensemble et ayant chacun leur orifice distinct.

DIMENSIONS [Grand diamètre 0,020.
Petit diamètre 0,010.

Famille des Cannacées.

N° 18. Arow Root. Bulbes et racines du Marantha arundinacea.

Les grains ressemblent beaucoup à ceux du tapioka. Ils en diffèrent par la dimension du hile beaucoup plus petit et rayonné de diverses manières : tantôt en étoiles, d'autres fois en croix, et très-souvent en croissant.

DIMENSIONS [Grand diamètre 0,026.
Petit diamètre 0,011.

Famille des Palmiers.

N° 19. Sagou. Moelle du Sagus genuinus.

Les grains de fécule sont très-grands, bien développés et affectant un caractère particulier qui leur est propre et assez difficile à déterminer. Ils sont sphériques ou elliptiques, et dans ce dernier cas souvent rétrécis à l'une de leurs extrémités. Le hile est très-grand, entouré de zônes concentriques bien caractérisées.

DIMENSIONS [Grand diamètre 0,043 à 0,076.
           [Petit diamètre 0,040 à 0,041.

Famille des Graminées.

N° 20. Seigle. Semences du Secale cereale.

Le seigle possède des grains de fécule beaucoup plus volumineux que ceux des autres graminées. Ils sont sphériques, ovoïdes, elliptiques, naviculaires, souvent ridés et opaques au centre, finement striés à la circonférence. Le hile est quelquefois visible.

DIMENSIONS [Grand diamètre 0,043 à 0,053.
           [Petit diamètre 0,013 à 0,018.

N° 21. Froment. Semences du Triticum sativum.

Les grains de fécule, assez semblables à ceux du précédent, en diffèrent par l'absence complète de stries; ils sont très-nombreux, et se présentent sous forme sphérique, elliptique, ovoïde, lozangique, suivant le mode sous lequel on les considère avec le microscope.

DIMENSIONS [Grand diamètre 0,033 à 0,056.
Petit diamètre 0,016 à 0,028.

N° 22. Orge. Semences de l'Hordeum vulgare.

Les caractères de cette fécule se rapprochent beaucoup de ceux de la précédente ; seulement les grains sont plus petits, plus bosselés et quelquefois ridés.

DIMENSIONS [Grand diamètre 0,025 à 0,033.
Petit diamètre 0,010 à 0,013.

N° 23. Avoine. Semences de l'Avena sativa.

Les grains sont très-petits, de forme variée, tantôt sphériques, ovoïdes, elliptiques, d'autres fois semi-lunés ou naviculaires. Ils sont souvent couverts de sillons proéminents qui leur donnent un aspect polyédrique.

DIMENSIONS [Grand diamètre 0,011.
Petit diamètre 0,003.

N° 24. Riz. Semences de l'Oryza sativa.

Les plus petits de ceux de la famille des graminées, les grains de fécule offrent un aspect particulier qui leur est tout-à-fait propre. Ils sont en général polyédriques, le plus souvent polygonaux, rarement sphériques ou ovoïdes.

DIMENSIONS [Grand diamètre 0,005 à 008.
Petit diamètre 0,003.

En envoyant 1 fr. 25 c. en timbres - poste ,

on recevra cet ouvrage *franc de port* par toute la **France**.

LILLE. TYP. L. LEFORT. 1857.